EXAMEN

DE

L'OUVRAGE DE M. F. DEVAY,

INTITULÉ

Hygiène des Familles,

Par

M. JULIA, DE CAZÈRES,
Médecin de l'Hôpital militaire.

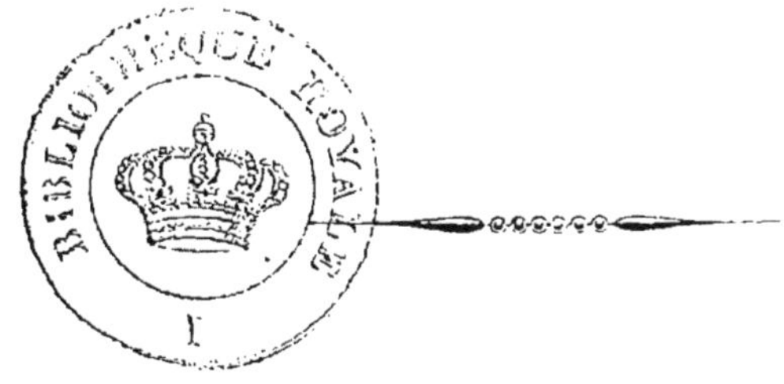

LYON,
CHEZ P. DORIER, LIBRAIRE,
Quai des Célestins, 51.

1846.

LA CROIX-ROUSSE. — IMPRIMERIE DE TH. LÉPAGNEZ.

EXAMEN

DE

L'OUVRAGE DE M. F. DEVAY,

INTITULÉ

Hygiène des Familles,

PAR M. JULIA, DE CAZÈRES,

Médecin de l'Hôpital militaire.

On l'a dit, et nous ne saurions assez le répéter : l'hygiène est, sans contredit, la partie de la médecine dont les attributions sont les plus importantes, et cela parce que ses rapports sont les plus étendus, les plus variés et les plus immédiats.

Du berceau jusqu'à la tombe, dans l'état de santé comme dans celui de maladie, elle est, effectivement, toujours et à toute heure utile à l'homme; quoique elle ne change pas, à proprement parler, sa partie radicalement animale, elle lui imprime de si profondes modifications, que les organismes semblent tous autres qu'ils n'étaient dans l'origine : elle s'assimile tout ce qui tient véritablement à la science de l'homme, tout ce qui peut exercer une influence sur son bien-être ; et, chose vraiment admirable!... tout en nous transmettant les lois immuables émises, depuis tantôt vingt siècles, par Hippocrate, Galien, Plutarque et Celse, elle ne néglige aucun des progrès de la science la plus moderne, et rien ne lui échappe pour assurer le bonheur de l'humaine espèce.

Ainsi, elle s'empare des découvertes que font la physiologie, la physique, la chimie, la météorologie, l'astronomie et l'histoire naturelle; avec elles, elle pénètre dans les labyrinthes cachés de cette immense nature qui nous environne de toutes parts; elle étudie un à un les nombreux agents qui nous donnent la vie, la santé, la maladie ou la mort; et, si elle en observe et compare les effets, ce n'est que pour en évaluer leur utilité, que pour les faire servir au salut de l'humanité toute entière. Toujours active et toujours prévoyante, elle recueille sans cesse pour répandre et pour féconder. L'enfant qu'elle prend au sein maternel elle le conduit à travers les sentiers épineux de la vie, jusqu'à l'âge le plus avancé et à la tombe. C'est elle qui est son introducteur et son guide, elle qui le protége de son égide et qui lui tend la main dans les moments difficiles; et, s'il est vrai de dire que l'espèce humaine dégénère, comme on l'a écrit sur tant de livres, ce n'est pas parce qu'elle manque de prévoyance, mais bien parce qu'elle n'est pas assez popularisée, assez infiltrée dans le sein du foyer domestique.

Vulgariser tous les préceptes qui sont du ressort d'une bonne et sage hygiène serait, d'après cela, rendre un éminent service à tout le genre humain; seulement, il nous est d'avis qu'on ne pourrait vulgariser que quelques principes généraux, que les résultats pratiques applicables aux besoins de la santé, car il est des connaissances qui ne peuvent être acquises que par une étude longue et spéciale ; en d'autres termes, la science ne peut et ne pourra jamais, quels que soient les efforts que l'on fasse, être comprise par d'autres que par ceux qui vivent dans sa sphère.

Nous sommes de ceux qui pensent, quant à nous, que la propagation des prétendues connaissances médicales dans le monde est essentiellement nuisible. C'est imbu de ces idées que nous déversons le plus grand blame sur ceux de nos confrères qui mettent entre les mains de tous un certain ordre de faits et de principes médicaux, dont la propagation ne peut devenir qu'une arme dangereuse ; un enseignement de ce genre ne peut mettre dans la tête des lecteurs qu'un chaos de notions décousues, de mots inintelligibles et de faits sans signification, d'où nous concluons que la vulgarisation des préceptes de la médecine, en quelque sens qu'on l'entende, est un résultat aussi impossible que dangereux; mais nous ne partageons pas la même manière de voir pour les grandes questions d'hygiène publique, et pour l'examen des nombreuses questions qui s'y rattachent.

L'éducation physique des enfants, cette fonction qui demande tant de patience, de délicatesse et de dévouement, dans laquelle tant de mères excellent sans avoir besoin d'autres leçons que celles qu'elles trouvent en elles-mêmes, et dont l'action sur la société ravit quand on réfléchit à ce qu'elle pourrait devenir par une observation mieux entendue des préceptes de l'hygiène ; l'éducation de l'adulte, cette autre fonction toute de surveillance et de sollicitude incessantes, en un mot, tout ce qui intéresse la santé de la famille, la santé individuelle et la santé publique, sont des questions qu'on ne saurait assez infiltrer dans les masses, et sur lesquelles la presse médicale populaire ne saurait donner assez d'extension et de publicité.

Ce que nous avançons est si vrai, qu'on trouve à peine de par le monde quelques hommes qui sachent régler leur vie sans tomber dans des erreurs plus ou moins graves. Ici, ce sont d'importantes précautions et d'utiles préceptes qui sont négligés; là, des soins minutieux portent atteinte au libre et parfait exercice des fonctions; et quoique ces mêmes hommes désirent et veulent sans cesse la santé, nous voyons le fil destructeur leur en échapper sans cesse.

Dans un tel état de choses, la société était en droit d'attendre des modifications telles dans les préceptes de l'hygiène, qu'ils pussent leur servir dans tous les cas de règle générale, de véritable *criterium* pour se guider et se conduire. Ces préceptes, savamment exposés dans les nombreux traités de cette partie des sciences médicales, il ne s'agissait, pour atteindre un semblable résultat, qu'à les dégager des problèmes dont elle s'occupe, de ces considérations auxquelles le public ne comprend rien et ne saurait rien comprendre, desquelles il ne pourrait tirer la moindre utilité, il ne s'agissait, disons-nous, que de les mettre à sa portée, que de les adapter à l'intelligence des lecteurs ordinaires, en ne leur inculquant, en quelque sorte, que les pratiques les plus saines de l'hygiène.

C'est ce travail, si hérissé de difficultés, qu'a entrepris et réalisé avec un rare bonheur, suivant nous, notre laborieux et savant collègue, M. le docteur Francis Devay.

Son livre, rempli d'aperçus nouveaux, et aussi remarquable par la méthode que par la lucidité des principes, se distingue par un vaste ensemble de faits et d'observations, par les conséquences qui en sont déduites, et nous avons hâte de rendre cet hommage à la vérité, par un travail particulier d'élaboration. Les racines et les germes, il les a pris là où tout vrai médecin doit les chercher, dans les anciens ; il a compris que le progrès réel n'est qu'une évolution, et non point une dissolution, un anéantissement des travaux antérieurs; et c'est là qu'est pour nous, le véritable caractère de la nouveauté de son livre, l'empreinte qui constitue son originalité.

Dans les nombreux traités d'hygiène publiés jusqu'à ce jour, vous le savez tous, Messieurs, les préceptes, quelque bien exposés qu'ils y soient, n'ont point pour les familles la portée qu'ils devraient avoir : l'hygiène, telle qu'elle y est exposée, laisse de côté une foule de circonstances, minimes peut-être, mais qui n'en exercent pas moins une action puissante sur la validité publique et morale de l'homme. Ce sont ces circonstances que M. Devay a essayé de mettre dans tout leur jour ; il a fait ressortir la toute puissance de l'hygiène, « pour adoucir ou guérir les plus grands maux de l'humanité » ; il l'a présentée comme un système de hautes prévisions, devant circonvenir la famille entière, et pénétrer les habitudes de chacun de ses membres; mais, tout en appliquant ses études au perfectionement physique et moral de l'homme, l'auteur n'a pas, malgré l'intitulé, seulement destiné son ouvrage aux familles, car, il lui a laissé son caractère scientifique et raisonné, et s'il est adapté à l'intelligence des lectures ordinaires, les médecins ains que les hommes sérieux y trouveront d'utiles préceptes et des questions tout à fait neuves sur les parties les plus importantes de nos institutions sociales.

Ainsi, après avoir exposé, dans le premier chapitre du premier volume, ce qui constitue le véritable esprit de l'hygiène, et après avoir déterminé son but ainsi que ses applications, il consacre quelques pages à l'étude de la santé ; et, outre l'exposé de tout ce qui a été écrit sur ce sujet important, on y remarque des apercus nouveaux et, certes, bien plutôt faits pour instruire que pour piquer la curiosité. Là, comme dans toutes les parties de son livre, M. le docteur Devay ne profite des lumières et des efforts de ses prédécesseurs, qu'après leur avoir rendu bonne et loyale justice ; il éclaire d'un jour tout nouveau les maximes qu'ils ont émises, et remaniées par lui les questions les plus ardues deviennent accessibles à toutes les intelligences.

Tout ce qui a été écrit sur le principe de toute jouissance, sur le plus précieux de tous les biens de ce monde périssable, sur la santé, il l'a résumé dans quatorze pages, et, quoique si compacte, cette matière nous a paru renfermer les données les plus utiles et les plus importantes. « Un pauvre qui est sain et qui a des forces, vaut mieux, dit-il, qu'un riche languissant et affligé de maladies; et un corps qui a de la vigueur mieux que des biens immenses » ; et, à propos de la santé délicate, sans en faire précisément l'apologie, il démontre que les maladies s'accompagnent, en général, d'accidents plus graves chez les personnes fortes et robustes, que chez les faibles et d'une santé délicate. A l'appui de cette opinion, il cite *Cicéron* qui, quoique d'une complexion très faible, accomplit sa grande destinée ; *Plotin*, *Saint Basile-le-Grand*, *Erasme*, *Fernel*, *Descartes*, *Pascal*, *Boileau* et *J.-J. Rousseau,* qui pour la plupart souffraient du moindre changement de température et qui passèrent une grande partie de leur vie dans la souffrance et dans la mélancolie, arrivèrent également à une vieillesse assez avancée; et quoiqu'il ne démontre pas, *a priori*, les causes de ces nombreux exemples de longévité, il nous à semblé partager l'opinion de *Sœmmering :* « Que la culture des facultés intellectuelles augmente la vitalité des organes, ainsi que leur résistance »; que chez ces hommes, la nature prodigua l'esprit aux dépens de la matière.

Nous n'entreprendrons pas de vous énumérer toutes les considérations dans lesquelles entre l'auteur, touchant les rapports qui existent entre le bien-être organique que donne la santé et la douce quiétude; seulement, nous vous dirons qu'à l'exemple de *Frédéric Hoffmann,* il réduit à sept règles pratiques, l'hygiène préventive, et que les développements qu'il y ajoute sont les préceptes les plus sages de l'hygiène et de la morale.

Vient ensuite la deuxième section du premier volume, et après avoir posé les bases physiologiques de l'hygiène, il fait connaître les moyens que la nature emploie pour la conservation des individus et de l'espèce. Ces moyens, M. Devay les formule en lois, et comme elles nous indiquent la marche que l'auteur doit suivre dans tout le cours de l'ouvrage, nous allons tâcher d'en poser les jalons, afin que l'attention que vous voulez bien nous prêter ne nous fasse pas défaut.

Elle se réduisent aux trois suivantes :

1° Lois de conservation;

2° Lois de réaction;

3° Lois d'habitude et de perfectibilé.

Les variétés ou les états différentiels de l'économie, si importants à connaître, qui rendent les organes habiles à exercer leurs fonctions durant tout le cours de la vie, n'ont pas, vous le savez, la même énergie pour tous et dans tous les temps; pour M. le docteur *Lévy*, si compétent en matière d'hygiène, ces variétés et ces états différentiels constituent *la loi « continue et palingénésique du développement du corps humain »*, et pour l'auteur de l'hygiène des familles, ils constituent ce qu'on est convenu d'appeler *« la nature humaine. »* « Le corps de l'homme, dit-il, présente l'image d'un flux et d'un reflux continuel, dans le renouvellement de ses matériaux : des molécules organiques s'en vont à chaque instant; d'autres prennent leur place, et la matière fluctuante, loin d'être constitutive du corps, en est chassée et remplacée par l'action continuelle des forces vitales. »

D'après *Sthal*, c'est l'âme, la substance pensente, qui serait la directrice de tous ces mouvements vitaux; pour quelques physiologistes, l'action nerveuse exercerait une influence consensuelle et antagonistique sur les opérations plastiques : il n'y aurait pas vie sans le système nerveux; mais, ces deux systèmes ne peuvent se soutenir, parce qu'il est notoire que l'être vivant possède en lui une force active, spontanée, distincte de la nature et des attributions de l'un et de l'autre, et dont le but est de conserver et de régir les fonctions du corps. Dieu n'a pas permis à notre intelligence de pénétrer le voile qui nous en dérobe le mystérieux appareil; ainsi, quoiqu'on fasse, on ne découvrira jamais, suivant nous, la force particulière en vertu de laquelle les corps organiques revêtent, *par la génération*, la forme qui leur est propre, qui la conserve, *par la nu-*

trition, et qui lorsqu'elle est altérée, la réparent *par la reproduction*. Comme le dit notre ingénieux confrère : « Elle est la cause efficiente de tout acte conservateur et reproducteur ; elle demeure toute la vie inhérente à l'organisme dont elle répare les dégradations ; et puisqu'elle préside à la génération, nous croyons avec lui que l'hygiène a prise sur cette force occulte, et qu'en protestant contre les alliances matrimoniales, qui auraient pour résultat la production d'un germe auquel cette même force imprimerait une impulsion vicieuse, elle contribuerait puissamment à diminuer, sinon à éteindre les maladies héréditaires ; comme étant bien conduite, elle finirait par modérer les affections des organes glanduleux et cellulaires, par en triompher, même, en établissant une constitution mixte dans l'organisme.

« En présence d'une manifestation aussi marquée de la puissance conservatrice, au sentiment d'admiration dont nous pénètre son éternelle sollicitude pour le bien-être de l'espèce, doit se joindre le désir non moins vif de lui venir en aide et de concourir à cette grande œuvre de perfectionnement. » C'est en cela que peut et doit intervenir l'hygiène ; car, la médecine agissante n'est réellement utile, qu'autant que ceux qui la pratiquent se constituent les auxiliaires des desseins de la Providence : « C'est la nature qui opère toutes les guérisons ; l'art peut bien l'aider, mais il n'agit que par elle seule (Hufeland). »

Ce qui doit réagir, se conserver et se perfectionner, c'est conséquemment l'homme ; c'est par la réaction de l'organisme que s'exécutent les fonctions en rapport direct avec le monde physique, et encore par la réaction que se réalisent les affections dans la dépendance de ce même monde ; seulement, il faut toujours tenir compte du sentiment organique, car l'organisme fait subir à l'action des modificateurs une élaboration *sui generis*, une élaboration en rapport avec la nature. Quiconque veut se livrer à l'étude de l'hygiène, ne peut le faire d'une manière avantageuse, d'après cela, s'il méconnaît la nature et la manière d'être de ses forces ; c'est une propriété de tout le système, en vertu de laquelle sont distribués, sur toute l'étendue du corps, les sucs nourriciers qui doivent réparer les pertes éprouvées ; c'est la force tonique, cette manifestation du sens vital intérieur, comme le dit judicieusement M. Devay, manifestation qui préside à l'accomplissement des phénomènes de composition et de décomposition intimes. Le devoir de l'hygiène est de la maintenir ou de réveiller son action, mais il convient en même temps de tenir un compte rigoureux des modes généraux de la sensibilité dans l'état normal, et de ses perversions dans l'état pathologique, car des conséquences importantes en découlent pour l'hygiène préventive. Ainsi, tout le monde sait que toute perturbation morale va retentir jusque sur le théâtre de la vie végétative, et qu'elle y apporte la confusion, la langueur et quelquefois la mort ; que la perturbation, qui a pour foyer primitif la vie nutritive, se réfléchit également sur la vie intellectuelle et morale ; mais, ce que tout le monde ne sait pas, et ce dont on ne saurait assez se pénétrer, c'est que l'homme, pour être heureux, ne doit exercer qu'avec mesure sa sensibilité psycologique, et que s'il la monte sur un ton trop soutenu, il bouleverse ses deux vies : sa vie morale et sa vie physique.

L'hygiène a encore prise sur la chaleur animale, par

les vêtements et par l'alimentation; M. Devay la range parmi les manifestations vitales, quoique des physiologistes recommandables aient voulu l'expliquer par les théories chimiques; mais c'est surtout dans les cinq pages qui traitent des forces de résistance vitale, *forces agissantes, forces radicales*, qu'il démontre combien l'âme a d'empire sur le corps, et combien la volonté, disposant en souveraine des organes, peut exercer une influence fâcheuse sur la santé.

La tendance qu'a le corps humain à s'asseoir dans un état fixe, stable, soit en bien, soit en mal, est tout aussi bien propre à l'habitude qu'à ce qu'on est convenu d'appeler la perfectibilité.

C'est par la répétition graduelle et successive de l'acte qui produit une impression, que l'habitude naît, croît, grandit et se constitue; la perfectibilité ou l'éducation, agissant en sens inverse, corrige et anéantit cette habitude lorsqu'elle est devenue mauvaise, et elle lui en substitue une meilleure; mais, c'est incontestablement à l'homme, sur l'organisation duquel l'esprit de vie a soufflé le don de perfectibilité, d'élaborer sa propre substance, et de rendre ses proportions plus belles et plus harmoniques, le jeu de ses organes plus souple et plus puissant par l'exercice ou un travail sagement entendus. Rien n'agit plus puissamment pour le développement de l'intellect et de la moralité; comme le dit, M. Devay, l'hygiène perfective « n'est, à la rigueur, qu'un grand système d'éducation, » et si cette dernière présente de nos jours de si graves lacunes, si elle est si peu féconde en bons résultats, cela tient au peu de cas que l'on fait des conséquences qui dérivent des lois constitutives de l'organisation humaine. Ce sont ces données importantes qui constituent les bases physiologiques : *de conservation*, *de réaction*, *d'habitude et de perfectibilité*, que l'auteur de l'hygiène des familles formule en lois; puis vient le sujet de l'hygiène proprement dit, qui comprend les sexes, les âges en général et en particulier, les préceptes hygiéniques en rapport avec chaque âge, l'hygiène des fonctions nutritives et des fonctions de la vie de relation, la longévité, les constitutions, les tempéramments èt quelques vues sur le système pénitentiaire. La seconde partie embrasse les sujets ciaprès, si importants à connaître : l'air, la lumière, les habitations, les climats, les aliments et les boissons, les exercices, le repos, le sommeil, les choses qui s'appliquent à la surface de la peau, et enfin les venins ou les choses qui s'appliquent à la surface du corps, en la lésant.

Là, finit le premier volume, qui n'a pas moins de 504 pages, et notre devoir est de faire remarquer, non-seulement l'étendue de son cadre, mais qu'il s'y trouve des considérations neuves qui ne figurent dans aucun livre d'hygiène, comme le sont toutes celles qui se rattachent d'une manière intime à la famille et qui pénètrent, pour ainsi dire, chacun de ses membres. Tous les articles que nous venons d'énumérer sont traités avec soin, nous dirons plus, avec un bon esprit d'analyse. On suit l'auteur avec intérêt, avec plaisir dans l'exposition des principes et des faits qui les appuient. Même, alors qu'on ne partage pas toutes ses opinions, on ne peut que louer son savoir, sa vaste érudition, sa bonne foi, le ton ferme et digne de son style.

M. Devay, après s'être livré à des considérations générales qui résument, à peu près, tout ce qui a été dit et écrit sur les tempéraments, nous fait arriver graduellement à ce point de reconnaître, avec tous les hommes qui se sont sérieusement occupés de médecine pratique, qu'il existe réellement des types organiques qui ne sont autres que des variétés et des formes de la santé; et comme eux, il croit devoir conserver intacte la tradition des tempéraments dans leurs divisions et leurs variétés.

Nous sommes parfaitement de son avis quant au fond de la question, c'est-à-dire, que nous croyons, comme lui, que ce qui constitue le tempérament, c'est la combinaison d'une foule d'éléments, soit primitifs et inhérents à la constitution, soit consécutifs à l'action des agents physiques et moraux; mais il nous est impossible de conclure de l'aspect spécial que revêt le physique sous l'influence de ses causes, que le moral devra revêtir ou aura revêtu un caractère identique. Il y a, certes, une puissante réaction du physique sur le moral et du moral sur le physique; mais en raison de la diversité des éléments qui y donnent vie, la saine observation démontre que cette réaction revêt toujours des formes dissemblables. Ainsi, dire qu'un homme réputé avoir un tempérament sanguin est gai, spirituel et artiste, un mélancolique méchant ne nous paraît pas plus être une proposition irréprochable que celle qui voudrait que le tempérament nerveux fût un type primordial de l'économie. Bien que certaines dispositions originelles puissent le rendre prédominant, il est dans nos convictions que ce dernier est toujours acquis, et la preuve, c'est qu'il se lie et qu'il se développe souvent dans des proportions extrêmes avec toutes les formes de l'organisation. Il n'en est aucun parmi nous qui n'ait vu et qui ne voie journellement encore des hommes sanguins être éminemment nerveux, des gens aux formes athlétiques être d'une susceptibilité nerveuse très remarquable; enfin, quoi de plus ordinaire parmi les femmes, nous le demandons, que le tempérament mixte ou composé qu'on appelle lymphatico-nerveux?... On ne peut donc pas dire que telle personne a un tempérament déterminé, parce qu'à certains signes extérieurs, elle joint telle ou telle aptitude à être affectée, et parce qu'il y a en elle surabondance du sang, de la bile ou de la lymphe; comme nous l'avons avancé, et comme l'expose fort bien, du reste, M. Devay, les tempéraments subissent de nombreuses vicissitudes dans le cours de la vie : ils ne sont pas constitués par le seul fait de la prépondérance absolue d'un appareil et par la prédominance d'une seule qualité physiologique, mais bien par une disposition générale de l'organisme produite par une impulsion initiale, innée, que font poindre de plus en plus une manière de vivre et des habitudes particulières.

Nous ne suivrons pas l'auteur dans les modes de combinaison et de dégénérescence que les tempéraments peuvent subir; seulement, nous vous dirons que les règles générales de régime qu'il assigne à chacun d'eux sont les préceptes les plus sages et les plus rationnels de l'hygiène; que pour le tempérament sanguin: « il indique tous les modificateurs qui raffraîchissent le sang, et qui en calment l'effervescence; que pour le nerveux, il préconise les bienfaits de la médecine préventive, en recommandant aux hommes de cabinet d'éviter des impressions surhumaines; qu'il exhorte les mélancoliques à entretenir leurs forces physiques par le travail, et à vivre sous un beau ciel et dans un climat sec et tempéré, moyens, dit-il, qui finissent tôt ou tard par soulever le voile sombre et épais qui pèse sur leur existence; et enfin, qu'il recommande aux hommes bilieux de chercher dans l'observance des lois hygiéniques à tempérer l'excès de leur énergie, en évitant une alimentation trop excitante, l'usage des liqueurs fermentées et trop spiritueuses, et en allant demander à la vie tranquille de la campagne un repos et un calme que réclament d'une manière impérieuse leur incessante activité.

On conçoit aisément que toutes ces modifications augmenteraient chez les uns les sources de stimulation, comme elles détruiraient chez d'autres la disposition à la constitution atrabilaire; mais, si le climat et la nourriture ont une puissante influence sur le physique, les passions n'en ont pas une moins grande sur le moral, elles doivent être modérées. Les impressions qui en résultent doivent être plutôt douces que fortes et déterminer du moins, autant que possible, ces mouvements expansifs qui ne pervertissent dans aucun cas le libre exercice des fonctions et qui constituent le bonheur de la famille.

Ce que nous venons d'avancer est d'une évidence telle, qu'il ne peut rester aucun doute dans l'esprit; mais, comme le dit M. le Dr Devay : « Ceux mêmes sur lesquels la main de fer de la nécessité ne pèse pas de son poids accablant, ceux qui sont libres et riches, en un mot, *les heureux du siècle*, songent-ils à entourer leur propre vie ou celle de leurs enfants, des conditions dans le sein desquelles les facultés vitales se développent dans toute leur plénitude? Non; ils subissent leurs maux physiques, comme une fatale destinée, et ils ne songent pas plus à s'en affranchir par une patiente et énergique réaction, qu'ils ne songent à la qualité de l'air que les jeunes poumons de leurs enfants doivent absorber et à l'impulsion qu'il faut leur imprimer par la suite, toutes choses qui méritent, cependant, d'être prises en sérieuse considération : car lancés, tête baissée, dans un milieu vers lequel ces mêmes enfants ne sauraient harmoniser leur organisation, leur nature propre est violentée, et au lieu d'y trouver la santé et le bonheur, ils n'y sucent trop souvent que le germe d'une affection mortelle, si ce n'est celui d'une santé toujours chancelante. »

Ce que nous venons de dire, nous l'appliquons, à plus forte raison, aux classes inférieures, aux aptitudes organiques de cette grande fraction de la société : il existe un grand nombre d'êtres qui ne pourraient vivre sans se livrer à une forte somme d'expansion, de mouvements et d'actes violents ; livrés à eux-mêmes, ils semblent avoir voué toute leur haine à la civilisation, comme à la vie de tous : ils pillent et assassinent, parce que, jeunes encore, ils ont été jetés dans cette voie criminelle, mais si leurs premières années s'étaient écoulées dans une autre atmophère, par exemple, dans des établissements où leur moral aurait reçu une impulsion salutaire ; et si plus tard, alors que leur constitution exubérante ne demandait qu'à être convenablement utilisée, une carrière honorable, mais en rapport avec leur tempérament, se fût offerte à eux, loin de devenir le fléau de leurs semblables et de déshonorer la société toute entière, ils auraient fait, si non de bons citoyens, au moins d'excellents hommes d'action qui, dans leur sphère, auraient largement payé leur dette au pays. Au lieu de cela, cet aveu est pénible à émettre, les bouges fétides où ils se sont perdus se sont étendus sur une plus grande surface; les annales judiciaires voient augmenter chaque année le chiffre des condamnations, et de nos jours encore des philanthropes s'épuisent en vains efforts pour leur créer un système tel de réclusion, qu'elle leur offre une retraite sévère où le silence et le calme puissent, en quelque sorte, les mettre à même de méditer sur leur vie et d'en déplorer les écarts. Le système d'isolement est celui qui paraît le plus efficace à M. Devay, pour faire marcher à grands pas la créature humaine vers son perfectionnement moral; seulement, il voudrait qu'on tînt compte des besoins physiologiques des détenus, et que, comme le propose M. *Frégier*, dans son ouvrage sur les classes dangereuses, ils fussent admis à jouir de la promenade dans une cour spacieuse, ou dans un préau bien aéré et suffisamment étendu.

Tout ce que dit l'auteur de l'hygiène des familles, relativement aux âges, aux sexes, renferme une foule de considérations importantes et de remarques vraiment utiles. La constitution particulière aux femmes y est surtout étudiée avec un soin digne des plus grands éloges. C'est effectivement, dans les lois physiologiques de leur constitution, que nous devons rechercher les conditions de leur existence physique, morale et sociale; ce sont là de ces vérités connues, si l'on veut, mais qu'il est bon de rappeler, maintenant surtout que la science y applique son cachet de logique et de sévère recherche.

« Le temps, l'à-propos, la mesure, le dégré, l'équilibre d'action entre les agents modificateurs et les forces organiques, la direction d'une volonté sage et providentielle, ou d'imprudents efforts pour la réalisation de ces désirs immenses qui agitent tout cœur d'homme, sont les bases d'après lesquelles M. Devay a conçu l'action des agents modificateurs de l'économie, ou la matière de l'hygiène, proprement dite.

Ces agents modificateurs sont au dehors ou au-dedans de nous-mêmes; leur influence n'a pas d'interruption : elle est continue et ne cesse d'agir que lorsque les ressorts de la vie se paralysent; mais, comment agissent-ils? comment peuvent-ils abaisser, élever, briser l'énergie de la fibre animale, donner l'animation ou la soustraire, l'entretenir, la ranimer ou l'éteindre? Ce sont là des questions qui, quoique nous ne soyons pas encore arrivés aux dernières profondeurs de la science, ne pourront probablement jamais être dégagées du voile impénétrable qui nous en dérobe la solution. Cependant, nous savons que les agents modificateurs, quelque soit leur nombre, leur variété et leur nature, nuisent ou sont utiles en raison directe de la disposition organique, et voilà pourquoi l'hygiène pondère, en quelque sorte, leur mode d'action, et pourquoi elle les étudie les uns après les autres.

Dans le livre de M. Devay, l'air atmosphérique, considéré sous les divers rapports de la pression, de la pureté et de ses viciations, occupe une large place; et si les nombreux chapitres qui traitent ce point si important des *circumfusa* ne renferment rien de nouveau, ils sont du moins examinés sous des points de vue entièrement négligés, notamment sur les lieux et les habitations. En lisant avec attention cette partie de la matière de l'hygiène, on voit que l'auteur à eu à cœur de ne rien omettre d'essentiel, de recueillir tout ce que la physique et la chimie ont découvert et fécondé, et surtout à en faire des applications utiles au bien-être de l'économie et du foyer domestique.

Les diverses régions de notre globe, ou bandes comprises entre les mêmes parallèles, autrement dit, entre les mêmes latitudes, envisagées, bien entendu, sous les rapports physiologique et hygiénique, ce sujet si vaste et si universel, terminent d'une manière heureuse tout ce que M. Devay avait à nous apprendre sur le modificateur le plus important à étudier, sur l'air; à lui seul il constitue l'aliment respiratoire; une fois dans les poumons, il purifie et enrichit le sang; mais c'es l'aliment proprement dit qui le répare, et comme ils ont entre eux de nombreux points de contact, nous vous dirons de quelle manière l'auteur traite l'important chapitre des injesta, des aliments et des boissons.

Pour bien comprendre les considérations générales dans lesquelles entre M. Devay sur la nature et les propriétés des aliments, nous devons nous rappeler d'une manière sommaire le mode suivant lequel s'accomplit la réparation alimentaire.

Les substances, dites nutritives, et par elles on entend celles qui sont propres à régénérer la partie solide du sang, que l'homme ingère dans le tube digestif, ne renouvellent pas immédiatement ses organes; elles ont besoin de subir, comme on sait, une sorte de fermentation vitale qui les sépare en deux portions distinctes, l'une véritablement alimentaire et seule apte à être assimilée à la matière vivante; l'autre, inutile résidu destiné à être expulsé de l'intestin.

Le choix des substances alimentaires doit se porter, d'après ce court et rapide exposé, sur celles dans lesquelles le principe assimilable, le fluide nutritif, ou mieux ses éléments, qui y existent comme ceux de l'alcool dans le sucre, et ceux du vinaigre dans le vin, doit se porter, disons nous, sur celles dans lesquelles les éléments constitutifs du chyle prédominent; et comme l'homme est essentiellement omnivore, c'est-à-dire qu'il se nourrit à la fois de végétaux et de viandes, c'est aux deux règnes organiques que nous devons emprunter les matériaux de sa réparation. Toutefois, parmi cette innombrable quantité de substances qui peuvent ainsi se transformer et servir à notre alimentation, il importe pour la santé de savoir en faire un choix convenable; dans ce but, il ne suffit pas d'étudier les aliments en eux-mêmes, d'en connaître l'origine et les diverses qualités physiques et chimiques, il faut surtout en apprécier les rapports avec l'économie animale, et par là même en déterminer les propriétés qu'on peut appeler hygiéniques.

Mais, en faisant même abstraction des phénomènes exceptionnels dus à telle ou telle idiosyncrasie, la détérminaison positive des propriétés hygiéniques de chaque espèce d'aliment n'est pas œuvre facile. Pour apprécier avec sévérité les effets d'une matière alimentaire, il faudrait, ce qui est impossible, qu'un expérimentateur courageux se condamnât à s'en nourrir exclusivement pendant longtemps; et puis, le sel et autres assaisonnements que nous y mettons, le pain même et le vin, dont nous usons en même temps, ne sont-ils pas autant d'éléments qui en modifient et compliquent l'action?

Malgré ces grandes difficultés, il est néanmoins possible de distinguer les résultats les plus constants des divers modes d'alimentation; qui ne sait, par exemple, quels effets opposés, l'économie ressent d'une diète exclusivement végétale ou animale; qui ne connaît, surtout, l'action des climats et de la température sur la qualité des aliments...?

Le printemps, par exemple, est en même temps l'époque de l'année où l'on voit apparaître et se multiplier les fièvres éruptives, les fièvres inflammatoires, les hémorrhagies actives et toutes les maladies qui dénotent la sur-excitation de l'économie, et pendant laquelle la plupart des animaux qui nous servent d'aliments, sont plus portés à la reproduction que dans les autres saisons. Eh bien ! « Leur chair n'est point alors, comme l'observe judicieusement M. le docteur Devay, ni aussi bonne, ni aussi saine qu'à l'ordinaire » ; et nous croyons, avec lui, « qu'il est prudent de s'en priver ».

Cette vérité avait été si bien sentie par nos ancêtres, qui, sous certains rapports, avaient fait arriver leur hygiène à un degré de perfection auquel nous ne sommes point parvenus, que nous les voyons, effectivement, s'élever : ici, contre l'usage des liqueurs fermentées ; là contre les viandes trop azotées ; et si ces hommes hors ligne, grands législateurs de leur époque, auxquels la société toute entière est redevable des préceptes les plus immuables de l'hygiène, ont établi des abstinences périodiques, en prescrivant pendant toute leur durée, « un régime diététique qui n'introduise dans l'économie que des principes doux de nutrition », ce n'est pas, comme nous l'enseigne l'Écriture, dans un but unique de pénitence, mais bien parce que l'époque qu'ils leur ont assignées, est celle des crises générales, celle pendant laquelle l'organisme tend à se débarrasser des fluides mal élaborés, et pendant laquelle le corps se trouve naturellement surexcité, et dans un état de surcharge et de plénitude.

Les modifications que nous venons de voir s'opérer dans l'organisme, par le fait des saisons, s'opèrent également par le seul fait des climats, et c'est encore à l'hygiène qu'est dévolu le privilége d'indiquer la quantité et la qualité des aliments que les hommes consomment sous les diverses latitudes: mais, au printemps comme en été, en automne comme en hiver, chez les peuples du nord comme ceux du midi, l'organisme humain ne prospère que sous l'influence d'une nourriture variée, et fournie par les deux grands règnes, le végétal et l'animal. Le premier lui fournit des substances riches, à la vérité, en principes azotés, mais « l'homme, par sa manière d'être physiologique, et surtout par sa destinée intellectuelle et morale, » a besoin d'une nourriture plus excitante et plus réparatrice; il faut qu'il fasse un appel au règne animal, car, comme l'observe M. Devay, « pour lui la bonne nourriture est constituée par les éléments fournis par les deux règnes » ; seulement il doit user des plus salubres, il doit en user dans de sages limites, et ne jamais oublier qu'il est dangereux de les dépasser.

Après avoir longuement discouru sur les uns et les autres, et sur l'influence qu'exerce une bonne nourriture sur la santé et la vigueur de l'homme, M. Devay attache une grande importance aux questions de l'alimentation envisagée dans sa mesure et dans sa qualité; il rappelle à cet égard, les nombreuses maladies qui reconnaissent pour cause les écarts de régime, et principalement l'abus des substances azotées; puis viennent les règles hygiéniques qui doivent présider aux repas, ainsi qu'à l'ordre d'après lequel ils doivent être faits, et les réflexions qu'il ajoute à cet important passage sont empreintes de l'expérience et de la touche d'un praticien sage.

Nous abuserions de votre patience, messieurs, si nous

vous faisions connaître, même le résumé succinct de tout ce que l'auteur de l'hygiène des familles dit des boissons en général, de l'eau, sous le rapport hygiénique, et de quelques boissons stimulantes, telles que le café, le thé et les boissons alcooliques. A quoi bon, d'ailleurs, rappeler les propriétés hygiéniques de telle ou telle boisson, en général bien connue, dans un travail de la nature de celui dont nous avons l'honneur de vous entretenir? Il n'en est aucun parmi nous qui ne sache, en effet, que l'eau est la boisson par excellence, et que l'être animé qui en est privé succombe bientôt à de cruelles souffrances; que le thé et le café hâtent remarquablement ladigestion des aliments et qu'ils excitent la transpiration; que les boissons acidules et froides, comme la limonade ou l'eau de Seltz, augmentent la sécrétion des urines; que les boissons fermentées ont sur le cerveau une influence, dont les phases passent de la gaieté au délire, et du délire à la léthargie? Le café exalte, lui aussi, les facultés cérébrales; mais ce n'est pas de lui qu'on peut dire : il donne naissance à la stupeur et à l'ivresse, à cette habitude ignoble qui flétrit de si beaux génies, et dans laquelle les hommes de la plus basse condition cherchent à noyer le souvenir de leurs chagrins et de leurs misères.

Là finit la deuxième section de la partie du livre de M. Devay, qui a trait à ce qu'il appelle la matière de l'hygiène. Viennent ensuite les exercices, le repos et les choses qui s'appliquent à la surface du corps; mais, avant de passer outre, et pour rendre à notre estimable collègue la justice qui lui est due, nous vous dirons que, si, dans un travail tel que celui-ci, nous ne pouvons traiter que les points culminants de chaque sujet;

nous tenons un bon compte de la manière suivant laquelle chacun d'eux est exposé, et qu'à propos des aliments et des boissons, nous résumons les importants préceptes qui s'y remarquent dans la proposition suivante : que la bonne hygiène, pas plus que la véritable morale, ne commande une vie par trop austère, et que, jouir de tout avec convenance et mesure, c'est la grande base de la santé et de la sagesse.

Les pratiques d'*Hérodicus*, qui consistaient à donner de l'agilité aux membres et de la vigueur à la constitution, furent trouvées si bienfaisantes par les anciens, que, dans l'antiquité, une secte importante de médecins en fit le fondement de l'art de guérir. De nos jours, les femmes du monde sont plongées dans l'inaction, les exercices du corps sont généralement négligés ; et si nous rencontrons souvent des lésions organiques, l'hypochondrie, l'hystérie et toutes les formes de vapeurs, c'est parce que généralement les personnes qui en sont affectées mènent une vie oisive et casanière.

Rien n'est plus facile, cependant, que la promenade ; une personne qui s'y astreint chaque jour, remplit une des conditions importantes d'une vie hygiénique et régulière ; mais la promenade matinale est, dit M. Devay, incontestablement la plus avantageuse ; seulement, les individus hypocondriaques et d'une complexion mélancolique doivent s'y livrer rarement seuls; car, « c'est une occasion de se livrer à tout le vide de leur âme », de sorte que le fruit qu'ils en retirent est d'en revenir la tête et les jambes excédées. Toutefois, il en est de ce modificateur comme de tous les autres : il faut savoir en mesurer en quelque sorte la dose.

Il en est de même des exercices passifs ou gestations,

qui comprennent l'équitation, le mouvement en voiture et le bercement ou navigation; seulement, ils constituent, le plus ordinairement, des prescriptions médicales, et l'hygiène ne les fait en quelque sorte intervenir que comme de puissants auxiliaires à la thérapeutique. « L'équitation modérée est, dit M. Devay, un excellent moyen préservatif à recommander aux jeunes sujets prédisposés à la phthisie, aux hypocondriaques et aux goutteux; l'exercice de la voiture, lui, n'a des effets signalés que chez les convalescents et chez les individus trop faibles pour produire d'eux-mêmes des mouvements; quant à la navigation, ses effets doivent être attribués d'une part à l'atmosphère marine, de l'autre aux circonstances toutes spéciales de tangage et de roulis; et pour ce qui est du bercement, n'en déplaise aux frondeurs de tous les usages populaires, en procurant une sensation douce, continue et uniforme, il provoque l'enfant au sommeil, et change, par là, sa situation inquiète, en une situation d'inertie et d'indifférence. »

La danse, l'escrime, les jeux de balle, de paume et de volant, la natation, la lutte, les jeux palestriques dits *du portique*, la corde à nœuds, l'échelle renversée, la planche à chevilles, voire même la déclamation, rentrent dans le domaine de la gymnastique, et celle-ci a pour but, comme on le sait, de régler les mouvements du corps, de manière à développer ses forces et à augmenter son agilité, sa souplesse et sa stabilité; mais on en fait des abus journaliers, et loin d'être alors une science éminemment conservatrice et perfective, elle se détourne de son but primitif, et dispense le mal au lieu du bien.

Viennent ensuite le repos, le sommeil, les soins à donner à la peau, aux cheveux et à la barbe, les vêtements et les venins. Chacune de ces parties est examinée en détail et suivie immédiatement du précepte spécial qui lui convient ; cependant, nous nous serions attendu, nous le confessons, à des indications plus en rapport avec nos vues médicales, touchant les vêtements dangereux par constriction, et parmi eux, nous voulons parler de ceux qui exercent une pression plus ou moins prolongée sur une grande étendue de la surface du corps, en un mot du corset.

Nous convenons, avec M. le docteur Devay, que les plumes éloquentes de Buffon et de Rousseau, ont échoué dans le louable but de supprimer cette pièce de vêtement; mais est-il à dire pour cela qu'il ne faille plus compter sur une réforme à cet égard ?... C'est ce que nous ne pensons pas, et ce que nous le prions de nous permettre de ne pas croire.

La mode, la coutume et les mœurs ont tant d'influence, il est vrai, quand il s'agit de combattre un préjugé, que souvent les personnes les plus judicieuses pensent qu'il y a toujours dans nos attaques un peu d'exagération. De là, l'inutilité de nos efforts et le triomphe assuré de la caisse de fer et de baleine qu'on nomme corset.

Fortement baleiné, vigoureusement lacé, il presse, il comprime les seins, qui font de vains et continuels efforts pour briser leurs entraves ; aussi qu'arrive-t-il? d'une part, l'affaissement, la maigreur de ces organes ; de l'autre, l'exiguité progressive et contre nature du mamelon. Or, le développement insuffisant de celui-ci est une des causes les plus fréquentes des affections du sein chez les jeunes mères. Dans la poitrine et au-dessous des seins sont, comme on le sait, les racines de la vie : eh bien, nous le demandons, que doit-il arriver quand on limite leur force d'après les exigences impérieuses du corset? La plupart des femmes éprouvent des suffocations, des crachements de sang, des palpitations, et puis, que ne souffrent-elles en silence, et que ne confient-elles pas aux médecins? On ne succombe pas, il est vrai, à ces maladies; mais elles flétrissent la beauté, et elles hâtent la vieillesse, en brisant les ressorts de l'économie, considération qui devrait être de quelque poids dans l'esprit de celles qui tiennent aux charmes dont la nature les a douées. Un savant médecin allemand, Sœmmering, dit avoir vu un estomac presque partagé en deux cavités, par l'excessive et longue compression d'un corset armé d'un busc en acier; le foie en éprouve également les fâcheux effets, et si bon nombre de femmes, de par le monde, accusent des douleurs de côté, des troubles multipliés dans la digestion, des gastralgies, des langueurs et des crampes d'estomac, les pâles couleurs, la difficulté ou la suspension des époques menstruelles et surtout des pertes blanches, soyez sûrs que la compression plus ou moins permanente du ventre et des reins en est la seule et unique cause. Eh bien! des flancs d'une femme malade, sans force vitale, sortira-t-il de vigoureux enfants? Jamais; car la nature ne saurait être en contradiction avec elle-même.

Si la réflexion, ce monstre inconnu à tant de jolies femmes, pouvait se faire entendre, elles comprendraient que la nature est ou bonne mère ou marâtre impitoyable, selon qu'on agit avec elle; mais, puisque beaucoup s'obstinent à avoir la taille plus mince de quelques lignes, lorsque l'embonpoint s'y refuse absolument, nous leur dirons : que les lois de la nature sont immuables, car ce sont celles de Dieu même.

Mais la mode devenue raisonnable, ne cesse-t-on d'observer, a modifié de beaucoup le corset ; la toile, qui en fait la base, a fait place à un tissu élastique et, tel qu'il est, sans cesser pour cela de s'appliquer au corps et de soutenir la gorge, « il se prête aux mouvements divers du thorax et de l'abdomen, et il ramène légèrement les épaules en arrière, sans laisser empreints sur la peau les stigmates d'une pression douloureuse. »

A Dieu ne plaise que nous voulions encourir le reproche de croire que le corset n'a pas été considérablement amélioré; mais nous ne saurions l'approuver tel qu'il est encore : quoiqu'on dise et qu'on fasse, cet accoutrement bizarre enlaidit, comme il enlaidira et vieillira ; les mouvements de la colonne vertébrale seront toujours entravés et gênés ; la pression par en bas des viscères contenus dans l'abdomen contribue à déterminer une foule de maladies de matrice, redoutées avec tant de raison de la plupart des femmes, et tant qu'elles porteront cette cuirasse, fondement de leur toilette, elles ne connaîtront que très-incomplètement les saintes joies de la maternité.

Ce sont de telles vérités que nous voudrions voir infiltrer dans le sein des familles ; c'est à nous, médecins, à leur démontrer que le corset gâte la taille au lieu de la dessiner; qu'il est l'unique ressource des femmes disgraciées par la nature ; que la nécessité d'en porter est la preuve même d'une taille mal faite ; qu'il vieillit et enlaidit, qu'il insulte en quelque sorte à la nature, et que quiconque étreint sa taille dans cet étau, ne peut pas plus prétendre à la fraîcheur de la santé, qu'aux sensations maternelles.

Qu'on laisse donc le corps s'accroître librement; livrez la nature à elle-même, en proscrivant cet ennemie de la force et de la beauté; et si, tant il est vrai que la taille a besoin quelquefois d'être soutenue, imitez les bayadères de l'Inde qui ne portent qu'un simple corsage à mailles élastiques, et ne luttez pas toujours contre la nature; car, si la mode est du droit des convenances, la raison et le bon sens sont de droit divin.

Jusqu'ici, l'auteur de l'Hygiène des familles ne nous a montré l'homme en conflit qu'avec les agents physiques qui agissent sur les poumons, le canal digestif, les muscles, la peau et ses annexes.

Dans son second volume, il nous initie par degrés à l'étude des agents moraux, en abordant successivement les modificateurs spéciaux de la sensibilité, la lumière, le son et les saveurs. Il établit ainsi « la chaîne qui lie un simple mouvement à l'acte le plus sublime dans cette grande unité harmonique qui constitue la vie; » et comme les sensations sont essentiellement tributaires de l'hygiène par le sentiment qu'elles produisent et qui est nécessairement le plaisir et la douleur, la sphère des sens soumise à son influence semble s'agrandir et se purifier.

N'allons donc pas, comme le dit M. le docteur Devay, courir après les sensations qui énervent et qui brisent les ressorts de notre organisme; ne nous laissons pas gagner, surtout par l'empire des passions; car, oubliant nécessairement alors que nous sommes raison, nous aurions seulement le plaisir du corps, dont nous ressentirions infailliblement tôt ou tard les fatales conséquences. Nos plaisirs seraient analogues aux passions que nous réaliserions en nous, et auxquelles nous livrerions notre nature; mais en même temps que la loi du monde, qui est de changer sans cesse, nous ferait trouver toujours et partout le vide et le néant, nous perdrions le sentiment raisonnable de notre être; et, tôt ou tard, nous réveillant de cette confuse ivresse, nous nous épuiserions en vains efforts pour triompher de la dégradation morale et physique dans laquelle nous serions tombés.

Au lieu de nous lancer dans une voie si funeste, ayons, dans tous les instants de la vie, conscience de nous-mêmes; vivons conformément à notre nature d'hommes; restons dans le milieu nécessaire à notre existence véritable, et puisque la philosophie nous indique notre route en nous donnant pour but, Dieu, et pour guide la raison, perfectionnons ses instruments par le flambeau de l'hygiène, et empêchons que notre élan vers les plaisirs ne devienne une source d'infirmités et de maladies incurables.

Nous apprenons par la philosophie, il est vrai, que le souverain bien consiste à aimer religieusement le monde et la vie; mais, c'est incontestablement à l'hygiène qu'il appartient de nous dire comment et dans quelles limites nous devons aimer l'un et l'autre; comment, tout en restant dans la nature et dans la vie, nous pouvons amplement jouir des plaisirs; mais comment aussi nous devons fuir les plaisirs extraordinaires, les sensations fortes et bizarres pour lesquelles la nature humaine a un secret et fatal penchant, et qui pervertissent les sens en même temps qu'elles troublent l'harmonie et l'ordre d'après lesquels les organes fonctionnent.

Cette partie du livre de M. Devay est, sans contredit, la plus complète et la plus sévèrement élaborée; les nombreuses difficultés qu'il a vaincues ne peuvent être senties que par ceux qui pénètrent dans les entrailles mêmes de la science, et quoique ces questions soient de nature à demander une prudence et une réserve excessives, l'hygiène privée, qui en fait la base, est un véritable système de « hautes prévisions, » tracé d'après un plan aussi simple que logique, et coordonné à l'ensemble de l'ouvrage. L'important chapitre des modificateurs qui agissent sur la sensibilité, et qui embrasse le plaisir et la douleur, le tact et le toucher, la myopie, la presbytie, l'ouïe, la musique, le goût, l'odorat, et les dents, a été traité avec les données de la science actuelle, et présente des développements qui n'existent dans aucun traité d'hygiène. Mais c'est à la partie qui est consacrée à l'hygiène de l'espèce que se trouvent les idées originales dont nous avons donné un vague aperçu dans le courant de ce compte-rendu; et comme cette grave matière nous a paru avoir été présentée avec des vues nouvelles et ramenée à des appréciations aussi exactes que le comporte, du reste, la nature du sujet, nous prendrons la liberté, tout en émettant notre opinion lorsque nous croirons convenable de le faire, d'en détacher quelques extraits, afin de ne pas trop fatiguer l'attention que vous voulez bien nous prêter.

Cette partie, la troisième du livre, consacrée, comme nous venons de le dire, à l'hygiène de l'espèce, l'auteur la divise en deux sections : dans la première il traite de la fonction de propagation considérée en elle-même et dans ses écarts, du mariage et des questions générales qui y rentrent; dans la seconde, il reprend la question du mariage, pour y rattacher celle des maladies héréditaires, par rapport à leur origine et par rapport à leur préservation.

Ces sujets sont graves, comme on le voit : ce sont, sans contredit, les questions les plus délicates de la vie intime que M. Devay affronte. Il le fait, nous sentons le besoin de le dire, « avec cette sage retenue qui fait la décence du style, » et ce qui est encore plus difficile et plus méritoire, sous le point de vue de la morale, « avec cette indifférence philosophique qui détruit tout sentiment dans l'expression, et ne laisse aux mots qu'une simple signification. »

C'est par l'étude de la propagation qu'il entre en matière. Après nous avoir dit ce qu'elle est, en quoi elle consiste et quel est le but qu'elle se propose, il met en relief les écarts de l'instinct générique, et il commence par avertir ses lecteurs : « que des aberrations de ce dernier, naissent de grands maux, tant pour l'espèce que pour l'individu. » De sa régularisation, c'est-à-dire de son harmonie avec la nature et les lois de la morale, naissent au contraire, ajoute-t-il, « et la consolidation du repos public, et le maintien des vertus de famille. »

« Aucune autre partie de l'hygiène, disons-le encore avec lui, n'embrasse des intérêts aussi sacrés. » La propagation, par cela seul que l'être humain qui s'y adonne engendre un être semblable à lui-même, ne doit pas être trop prématurée, comme elle ne doit pas être tentée à cette époque de la vie pendant laquelle les organes gravitent vers la tombe; mais dire : « que la puissance procréatrice n'arrive chez l'homme qu'à l'âge de vingt-cinq à trente ans, » est, ce nous semble, en reculer un peu trop ses limites.

Les lois religieuses et civiles s'opposent au mariage, il est vrai, avant l'entier développement des fonctions nutritives; elles s'y opposent, parce que de l'exercice prématuré de la procréation, résulteraient un désavantage manifeste pour l'individu et pour l'espèce, la dégradation et la ruine de l'organisation humaine; et, en cela, disons-le, elles font preuve de haute prévoyance et de haute sagesse; mais, ni les unes, ni tes autres n'ont assigné, que nous sachions, à l'homme l'âge que lui assigne l'auteur de l'Hygiène des familles.

Il est des vérités d'un autre ordre, que les siècles ont, en quelque sorte, sanctifiées, et auxquelles nous nous empressons de nous rendre, parce qu'elles se sont offertes cent fois à notre observation : c'est que l'action des climats, d'une vie oisive, d'une mauvaise éducation, des mauvais exemples, des conversations impudiques, des peintures obcènes et des lectures romanesques impriment à l'imagination une direction qui active la puberté, et qui sort de la torpeur un sens qui devrait dormir encore. Une fois réveillé, au lieu de s'y livrer avec une sage retenue, le tout jeune homme consent à peine à faire trève un instant à cette jouissance terrible; lorsque la vie morale et intellectuelle ne tiennent plus dans son existence le rang qu'elles doivent occuper, les stimulations du sens vénérien usurpent en quelque sorte, en lui, toutes les autres sensations; l'amour, pour eux, est dans le sourire acheté des prostituées; ils portent la vitalité et l'énergie de leur intellect dans les bouges obscènes qu'elles habitent, et le libertinage dans lequel ils se lancent alors tête baissée, énerve ce qu'il y a de plus fort dans l'entendement, pollue, comme le dit M. Devay, ce qu'il y a de plus sacré dans l'âme humaine.

Comment n'en serait-il pas ainsi, en effet, lorsque l'expérience et l'observation nous apprennent : que la volupté vénérienne est celle qui altère le plus rapidement la constitution du corps ; que c'est elle qui laisse après son exercice le plus d'épuisement et le plus de langueur ; elle qui s'empare du plus riche et du plus compliqué de tous les produits de sécrétion, *stilla cerebri*, et, qu'ainsi soustrait de l'économie, il peut produire un épuisement qui peut devenir mortel, comme sous l'influence d'une véritable sidération nerveuse ?

Ce principe qui engage l'adulte à multiplier son espèce, tend alors, lorsqu'il n'est pas réglé, à la destruction de son être; et ce qui est chez lui la source de la vie, devient celle de la mort, si non complète au moins partielle. L'âge qui marquait autrefois le premier degré de force, devient celui qui indique une caducité prématurée: ils remplissent le monde de vieillards de vingt-cinq ans, de citoyens qui sont prêts à mourir, alors que nos pères, les hommes des siècles passés, commençaient à peine à vivre.

Les excès vénériens ne sont pas moins nuisibles aux femmes. La très-grande majorité des métro-hémorrhagies et des squirrhes ne reconnaissent pas d'autres causes; sous leur influence, une affection bénigne, une excoriation du col de la matrice, par exemple, dégénère en ulcère de mauvaise nature, en cancer; et chez l'un comme chez l'autre, l'abus de la faculté générative affaiblit l'intelligence, énerve les fonctions sensitives et motrices, et abrége le terme de l'existence.

Il est facile, d'après cela, dit M. Devay, de comprendre la théorie des morts subites, si fréquentes chez les libertins, *in ipso coïtu* : « elles arrivent par une sidération générale des forces nerveuses. »

Ce que nous venons de dire s'applique, à plus forte

raison, à ces enfants que le libertinage a séduit, auxquels des mains étrangères et criminelles apprennent si souvent qu'il existe en eux un foyer de jouissances, et qui sont adonnés à la honteuse et funeste habitude de l'onanisme.

« La masturbation, dit M. Devay, pervertit et modifie l'instinct génésique. Elle pousse encore nécessairement à l'égoïsme et au mensonge, par l'isolement et la dissimulation, dont la nécessité continuelle se change en habitude ; il ne faut attendre ni franchise ni expansion de celui qui est dominé par cette passion abrutissante ; concentré dans ses désirs solitaires, il n'a pas désormais d'autre préoccupation ; il n'aime plus personne, il ne s'attache plus à rien ; il ne peut plus éprouver aucune émotion devant les grandes scènes de la nature ou les chefs-d'œuvre des arts ; il est encore moins capable d'une impulsion généreuse, d'un acte de dévouement ; il est mort aux sentiments de famille, de patrie et d'humanité. »

A la vue de ce tableau, dont les couleurs et la touche portent le trouble dans l'âme, on ne saurait assez recommander aux pères et aux mères de famille de donner à leurs enfants, même dès leur premier âge, des habitudes pudiques, et d'exercer une surveillance incessante sur les bonnes et les nourrices. Rien ne doit être négligé pour combattre ce crime contre l'espèce, pour prévenir les tristes résultats qu'amène cette infraction aux lois physiologiques : exemples propres à effrayer, éloignement des peintures obscènes et des livres qui troublent et incendient les sens, puissantes diversions physiques et morales, voire même sentiments religieux doivent venir en aide à l'hygiène ; seulement, nous rangeant à l'opinion de M.

Devay : « que des confesseurs impudiques, l'opprobre du sanctuaire, ont, plus d'une fois, en faisant des questions imprudentes ou indiscrètes, jeté des semences fatales dans des cœurs innocents », nous finirons ce paragraphe en émettant le vœu que la confession ne soit plus faite aux jeunes femmes, par de jeunes prêtres ; mais bien par ceux qui auraient dépassé, au moins, l'âge de cinquante-cinq à soixante ans, époque à laquelle « l'homme a une profonde connaissance du cœur humain, et l'homme prêtre ne laisse voir les choses qu'à travers les voiles de la foi et de la charité. »

L'onanisme conjugal, tel du moins que l'explique M. le Dr Devay, n'était pas encore entré dans le domaine de l'hygiène ; et cependant, s'il a pour but de frustrer et d'outrager la nature, il perturbe le système génital de la femme, en provoquant des désirs qui ne sont point satisfaits. « Il se passe, dit l'auteur, ce qui aurait lieu, si, présentant des aliments à un homme affamé, on les retirait brusquement de sa bouche, après avoir ainsi violenté son appétit » ; et comme c'est à cette cause, trop souvent mise en action, que l'on doit attribuer ces névroses multiples, ces bizarres affections qui ont pour point de départ le système génital de la femme, l'intervention de l'hygiène peut être toute puissante.

Au milieu des vérités de premier ordre qui viennent ensuite, se trouvent des assertions nouvelles d'une haute portée, mais qui sont trop graves pour que nous ne devions pas suspendre notre jugement devant leur nouveauté même et leur importance spéciale. Toutefois, suivant la marche que nous avons adoptée, nous ferons une excursion rapide dans le vaste sujet du mariage ; car, lorsque nous avons accepté l'honneur de vous faire un rapport sur l'ouvrage dont nous vous présentons l'esquisse, si nous avions la certitude de mal remplir cette tâche, nous avons du moins pris l'engagement de n'omettre, dans notre compte-rendu, aucun des nombreux chapitres de cette publication importante.

« Le mariage est le but final de la fonction génératrice » : croissez et multipliez, est la première loi que *Jéhovah* donna au monde en lui donnant la terre; et si nous consultons l'histoire, nous verrons que l'opinion des hébreux touchant l'importance de la multiplication de l'espèce se retrouve partout chez leurs contemporains, et il n'est pas un peuple constructeur des temples antiques qui ne nous ait laissé sur ses monuments le symbole du Phallus, comme un signe majestueux de son passage; dans tous les anciens codes de la Grèce, on trouve des traces de cette sollicitude du législateur pour l'engendrement de la population : à Sparte, le célibat était frappé d'infamie, et à Rome la loi empêchait les citoyens de demeurer dans cet état : *cœlibes esse prohibento*.

Le christianisme, lui, est tout autre, il dit anathème à la jouissance matérielle; à la vénus génératrice, il opposa la vierge immaculée; à Pan et à tous les autres excitants de la nature, il oppose le Christ, fils de la vierge, et vierge aussi lui-même; et lui ne veut ni d'autre amour que celui de Dieu, ni d'autre fécondité que celle de l'ame; de là, la mystique sanctification du célibat, la prédication de la fin du monde: « en vérité, cette génération ne passera pas que la consommation finale ne soit faite. »

Prosterné dix-huit cents ans devant le Christ, le genre humain a, nonobstant refusé, malgré la persistance de la foi, et en quelque sorte par la seule impression de son instinct, de se soumettre à la loi contre nature du célibat; le monde tout entier a persisté dans son ancienne voie, et cela seul prouve hautement que cette voie est bonne. Elle l'est à la fois pour les individus, et pour l'espèce : pour les individus, parce qu'il meurt toujours proportionnellement plus de célibataires que de gens mariés, et pour la société parce que la diminution des procréations n'est point du tout favorable à ses intérêts ; mais, il ne s'en suit pas de là, que tous les hommes soient aptes au mariage ; car, nous pensons avec M. le Dr Devay, « que ceux qui sont enclins par tempérament à la débauche, ainsi que ceux chez lesquels le vice scrofuleux, le râchitisme et le tubercule ont imprimé leur trace indélébile, ne doivent pas chercher à devenir époux et père ».

« Indépendamment des maux qui résultent pour la postérité de l'union d'une personne saine avec un sujet cachochyme, lisons-nous à la 92e p. du second vol. du livre de M. Devay, ces deux individus se trouveront sacrifiés ; c'est bien assez qu'il y en ait un. Rien, en effet, de plus avéré que cette sorte d'échange, de travail, d'équilibration entre deux sujets mis dans des rapports convenables, comme dans l'état de mariage : la santé est contagieuse comme la maladie. Si l'un des sujets est malade, l'autre continuellement exposé aux exhalations morbifiques, en éprouvera de funestes résultats : l'organisme sain se mettra bientôt à l'unisson de l'organisme malade. »

Une fois mariées, nous adresserons ces vers latins, que rapporte l'auteur de l'Hygiène des Familles, aux personnes qui auront subi cette loi de la nature et de l'ordre social :

Principium dulce est, sed finis amoris amarus;
Lœta venire venus, tristis abire solet.

Et si nous disons à celles qui sont fortes et bien constituées : de ne pas se livrer avec trop d'ardeur aux plaisirs du mariage, ni de s'en abstenir avec trop de scrupule, nous ajouterons, pour celles qui sont faibles, celles qui ont la poitrine délicate : qu'il n'y a pas d'écueil plus dangereux pour elles que les jouissances de l'amour, et qu'elles ne doivent rien négliger pour réprimer les mouvements fougueux de la chair.

D'après Burdach, pendant les premiers temps de la grossesse, « la continuation de l'exaltation des organes génitaux externes par le plaisir entrave et amoindrit d'une manière très grave l'action dès-lors si importante des organes génitaux internes » ; la délicatesse du fœtus ne pourrait supporter sans dangers le désordre que produit souvent, dans toute l'économie, l'extase de la volupté ; et voilà pourquoi le repos de l'âme et du corps pendant la gestation, repos en tant qu'organes génitaux bien entendu, la favorise et la met à l'abri des fatales conséquences dont la cause remonte indubitablement aux ébranlements nerveux que nous venons de mentionner.

Quant à la ponte périodique, cette question si grave, qu'aucun livre d'hygiène n'a encore traitée jusqu'à ce jour, et qui préoccupe autant les pères de famille que les membres du clergé, l'auteur, tout en l'étayant de vues tout à fait nouvelles, expose les derniers résultats des recherches scientifiques, et leur appréciation nous a paru si sage et si raisonnée qu'elle exercera, nous en sommes persuadé, la plus grande influence sur la moralité et le bonheur domestiques. Toutefois vu la nouveauté même du sujet, nous nous bornerons à rappeler que c'est à la fin des règles qu'a lieu la ponte, époque à laquelle l'ovule de *Graaf* rompue passe dans la cavité de l'utérus; que ce temps est le plus favorable pour la conception; que c'est en mettant en pratique ces vérités que les époux parviendront à alléger le lourd fardeau de la misère; et que, n'étant plus dans la dure nécessité de garder une continence absolue, ou d'étendre, à chaque épreuve, la série de leur lignée, ils demeureront dans une heureuse sécurité : car c'est là, qu'on n'en doute pas, le principal écueil du bonheur domestique. » (Tome II, page 114.)

De ce que nous venons de dire, il résulte donc, 1° que la femme a, comme les femelles d'animaux, des époques déterminées pour la reproduction; 2° qu'il y a des époques où la conception est impossible, et 3° enfin que l'époux qui désire restreindre le nombre de ses enfants, doit s'abstenir des plaisirs conjugaux pendant une période de chaque mois qui varie entre dix et quinze jours et qui comprend les jours avant-coureurs des règles, ceux pendant lesquels elles coulent, et enfin ceux qui suivent immédiatement l'éruption menstruelle. » (2me vol., p. 114.)

La deuxième section de la quatrième partie, qui a trait encore au mariage, développe la thèse, de nos jours si importante, *du mariage considéré comme source e comme préservatif des maladies héréditaires.*

Nous l'avons déjà dit, « en ayant égard au principe de l'hérédité morbide, à cette loi souffrant peu d'exceptions, qui veut que l'enfant issu de parents malades ou vicieusement affectés, soit solidaire d'une partie ou de la totalité de leurs maux, l'hygiène proteste contre des alliances matrimoniales, qui auraient pour résultat la production d'un germe auquel la force plastique imprimerait une vicieuse impulsion. »

Les pères de familles devraient toujours avoir présente à la mémoire cette sentence du célèbre *Ballonius* : « Les maux, comme les biens, se transmettent par héritage » ; et il n'est encore que trop vrai, comme l'a dit Fernel, « que la source où l'être prend naissance exerce sur les destinées de la vie une influence incalculable. Si la phthisie pulmonaire ravage toute une famille, si l'épilepsie l'attriste et si les maladies cancéreuses ou scrofuleuses lui font subir d'horribles tortures, c'est à une alliance matrimoniale qu'il faut, dans la très grande majorité des cas, en chercher la cause. Car, comme le démontre avec tant d'évidence M. le docteur Devay, « si le sang est infecté de quelque virus particulier, la matière séminale sera aussi viciée, et, par conséquent, le germe participera au virus dominant de son père. » Ce qu'il y a de certain, « c'est que la même main qui calque si scrupuleusement la physionomie du fils sur celle du père et de la mère, doit passer aux ressemblances intérieures, et rendre avec la même exactitude organe pour organe, viscère pour viscère, constitution pour constitution » ; mais il est une chose très remarquable, et qui, à elle seule est un sujet de graves méditations : « C'est que les maladies héréditaires, ajoute M. Devay, suivent très généralement les ressemblances. » (T. 2, p. 120.)

Il est un fait vraiment curieux, auquel les gens du monde ne peuvent croire et que nous ne pouvons expliquer, c'est l'impuissance temporaire du germe morbide, qui se développe souvent après plusieurs générations avec une intensité remarquable ; mais c'est un fait positif : *Silente sæpe morbo in genitore dùm ex ævo derivatur in nepotem.* (Boerrhave, aphoris 1077.)

Nous ne suivrons pas l'auteur dans les nombreuses et judicieuses réflexions que lui ont fait faire les maladies que l'on doit réputer vraiment héréditaires ; nous renverrons, pour les détails, à l'ouvrage lui-même, dans lequel il est longuement question : de l'aliénation mentale, de l'épilepsie, des diverses névroses, des maladies du cœur, de la goutte, de la gravelle, des dartres, du cancer, des tubercules, des scrofules, du rachitisme et des maladies vénériennes, et nous nous bornerons à reproduire les indications les plus importantes du traitement hygiénique de ces maladies ; car, les reproduire toutes, serait fatiguer votre attention, déjà trop longtemps soutenue, et nous dépasserions les limites que nous impose un compte-rendu.

Pour travailler avec succès à combattre chez un sujet le développement d'une maladie héréditaire dont il a reçu l'empreinte avec la vie, M. Devay conseille à le prendre dès sa plus tendre enfance, et à lui faire subir un traitement prophylactique long et soutenu. Il va sans dire que si l'enfant a reçu de sa mère le germe de la maladie, il est de toute nécessité de recourir à une nourrice dont l'organisme et les prédispositions originelles soient en opposition avec la santé de la mère ; mais, à ce soin, de nécessité première, doit s'en joindre un autre, celui de soustraire l'enfant dans les âges suivants, à l'action de toutes les causes occasionnelles, qu'on sait être capables de favoriser le développement de ces cruelles maladies.

Mais l'art, le plus souvent aux prises avec un fait accompli dans l'organisme, perd le fruit de ses tentatives et de sa constance. Alors, dit M. Devay, ce n'est plus à l'hygiène seule qu'il faut demander des recettes stériles et des formules banales : « il faut aller directement vers le *nœud gordien*, ce fameux *principiis obsta*, qu'on ne semble recommander que comme une amère ironie, » et la réaction intelligente de l'homme en se servant du mariage hygiénique, peut avoir prise sur la tendance initiale de la force plastique qui prépare et développe les germes de l'hérédité. « Là, ajoute-t-il à la page 153, est en grande partie le secret de vaincre les maladies héréditaires. »

Ce n'est qu'en lisant ce chapitre remarquable, qu'on peut se faire une juste idée de ce sujet encore inexploré, dans lequel on trouve, non les germes, mais les fruits encore jeunes de cette seule et vraie médecine, médecine préventive et perfective que l'avenir, dit l'auteur de l'*Hygiène des familles*, semble nous réserver par des voies inconnues.

« La société devrait veiller sur les enfants avec la sollicitude d'un père de famille, » dit-il à la page 168; « la société est tutrice des enfants, comme l'homme est tuteur des siens propres, aussi on ne peut comprendre comment elle ne s'est pas occupée, avant toutes choses, de leur assurer le premier des biens, la santé. »

Presque tous les médecins ont été frappés de l'indifférence de notre législation sur les terribles effets pour l'espèce, de certaines unions matrimoniales. Le docteur Marc voudrait que tout individu prêt à contracter un mariage, produisit un certificat de santé; quant au docteur Devay,il rejette ce moyen extrême, à cause de la dignité de notre espèce; mais, « la législation n'enfreint-elle point les lois de la physiologie, dit-il, et par conséquent de la nature, quand elle permet, par exemple, les mariages entre les personnes saines et les personnes affectées de maladies héréditaires? La médecine est unanime sur ce point; seulement, les difficultés surgissent dans le mode d'application des lois. »

Dans cet état de choses, « que la famille, ajoute-t-il un peu plus bas, ne laisse plus à des considérations de fortune ou d'ambition le soin de présider despotiquement aux mariages! Une riche écrouelleuse, un noble suspect de phthisie entrant dans des maisons saines les infectent bien plus qu'ils ne les enrichissent. L'honneur ou le bien-être qui en rejaillit sur les races futures, ne les empêche nullement de languir, de souffrir, de se consumer, et de maudire, en finissant, les nœuds intéressés et mal assortis qui ont fait leur malheur. Il faut inculquer dans l'esprit des familles, comme on y inculque les vérités morales et religieuses, que leur avenir sanitaire repose en entier sur le choix raisonné des alliances. Celui-ci, qui n'est autre chose que le croisement judicieux des races, est le moyen le plus facile et le plus généralement applicable. Par là, les excès et les défauts se balancent, se compensent et s'entre-détruisent; seulement, pour que ce plan soit suivi par une succession assez constante de générations, il faut que les parents soient convaincus de l'importance de ces préceptes, et c'est aux médecins seuls, qui devraient être en même temps les conseillers et les amis de la famille, qu'il peut appartenir d'en faire connaître l'impérieuse nécessité.

Telle est, en somme, la substance très-imparfaite de cette partie du livre de M. Devay, qui ouvre une nouvelle voie aux méditations des philanthropes et aux médecins qui veulent appeler l'attention du législateur et de la famille sur les terribles effets, pour l'espèce, de certaines unions matrimoniales. Comme nous l'avons déjà avancé, ce n'est qu'en lisant attentivement, qu'on peut saisir et se pénétrer de la profondeur des idées qui s'y trouvent renfermées; et si nous éprouvons un regret, c'est de n'avoir pu, dans le léger aperçu que nous venons d'en tracer, en faire comprendre toute la portée et tout le bien que la société toute entière est appelée à en retirer à une époque que nous ne croyons pas très-éloignée.

C'est du mariage, supposant la grossesse, les naissances et l'allaitement, que M. Devay s'occupe ensuite. Comme nous l'avons dit plus haut, il ne veut pas que les mères maladives persistent à allaiter leurs enfants; il s'élève, et avec raison, contre l'allaitement artificiel, et il conseille des nourrices jeunes, robustes et capables, par leur bonne santé, de ranimer un germe, sinon dégénéré, au moins languissant. Il termine enfin le deuxième volume, par l'étude de l'hygiène morale ou des modificateurs moraux propres à l'homme, dans lesquels viennent se grouper : les passions, l'éducation, les conditions et les institutions sociales, les professions et les religions, toutes questions qui se distinguent par un rare talent d'exposition, et dans lesquelles l'auteur a accumulé une foule de faits qu'on n'aurait pas cru pouvoir résumer et réunir dans un cadre aussi étroit.

Là, se termine le livre de notre honorable et cher collègue, M. le docteur Francis Devay. En le publiant, il a servi la cause du progrès avec cet amour de la science, cette raison sévère et éclairée qu'on aime à retrouver dans les hommes graves et instruits. Loin d'avoir effleuré son sujet, il l'a creusé dans tous les sens, ce qu'on reconnaît à l'ampleur des vues et à la perspicacité des aperçus. Il lui a donné, en outre, un relief et un air de nouveauté palpitante qui le recommandent à l'attention et aux méditations du monde et des médecins.

Le livre de notre confrère est venu par son apparition augmenter les richesses de la littérature médicale lyonnaise et grandir sa vieille réputation. Faisons-lui donc un accueil cordial et empressé, nous tous membres de la Société médicale d'Émulation ; plaçons-le dans nos archives à côté du *Traité des maladies de l'enfance* de M. Barrier, et de l'ouvrage de M. Potton *sur la prostitution*, couronné par la Société de Médecine, et prouvons par nos félicitations combien la Société est fière du rang assigné à nos studieux collègues parmi les écrivains distingués de la génération médicale contemporaine.

FIN.

www.ingramcontent.com/pod-product-compliance
Ingram Content Group UK Ltd.
Pitfield, Milton Keynes, MK11 3LW, UK
UKHW020353250726
13967UKWH00005B/2260